AUBERT et LAPRESTÉ

I0122331

L'ALCOOLISME

Ses causes

Ses conséquences

Moyens de le combattre

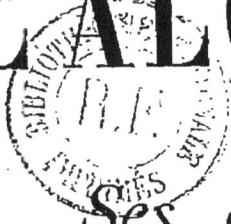

PARIS

E. ANDRÉ Fils, Éditeur

L'ALCOOLISME

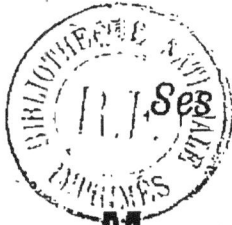

Ses causes — Ses conséquences

Moyens de le combattre

PAR

E. AUBERT & A. LAPRESTÉ

Agrégé de l'Université,
Docteur ès sciences,
Professeur au lycée Charlemagne.

Agrégé de l'Université.
Professeur de physique au lycée
Buffon.

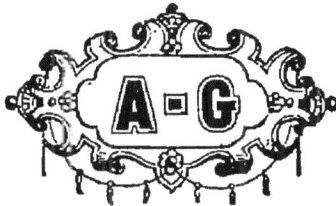

DÉPOT LÉGAL
Seine
4716
1898

PARIS

LIBRAIRIE CLASSIQUE DE F.-E. ANDRÉ-GUÉDON

E. ANDRÉ Fils, Successeur

6, rue Casimir-Delavigne (près l'Odéon)

(CI-DEVANT, 15, RUE SÉGUIER)

INTRODUCTION

La France a été de tout temps le pays de la belle humeur, de la gaîté peut-être un peu bruyante mais de bon aloi.

Il y a quelque trente ans encore, le penseur, parcourant les campagnes, était distrait de ses rêveries par la chanson guillerette du laboureur traçant le sillon, ou du vigneron piochant sa terre ; celui-ci interpellait celui-là ; quelque boutade, suscitée par l'esprit gaulois toujours vif, provoquait chez tous deux des éclats de rire. — Le voyageur explorant les moindres recoins des villes, petites ou grandes, goûtait çà et là les gais refrains de l'ouvrier et du patron travaillant côte à côte dans l'atelier, et mêlant tour à tour leurs chauds accents au son du marteau frappant l'enclume, au bruit de la varlope sur l'établi.

D'où vient qu'aujourd'hui les campagnes sont plutôt silencieuses ? d'où vient que dans les villes la chansonnette n'accompagne plus les machines en travail, que les bons éclats de rire ont fait place aux querelles, que les physionomies joviales et franches de jadis sont remplacées par des figures sombres, soucieuses, haineuses parfois ? Pourquoi ces changements profonds chez un même peuple à trente ans d'intervalle ?

Parce que deux fléaux ont atteint coup sur coup la France :

1° Le phylloxera a porté ses ravages à travers nos riches vignobles et les a détruits.

2° Après l'invasion de notre pays par les armées allemandes en 1870, les produits allemands ont jeté le désarroi dans nos industries en souffrance.

Le vin de France et les eaux - de - vie qu'on en extrayait faisant défaut, d'affreux alcools allemands ont fait

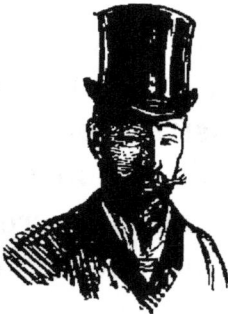

Fig. 1.
Un homme sobre.

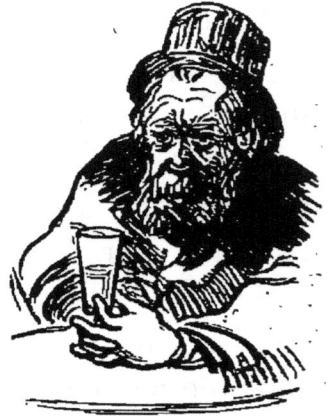

Fig. 1*bis*. — Un alcoolique.

intrusion sur nos marchés, faussé notre goût, empoisonné notre corps, altéré notre caractère en l'aigrissant.

Au lieu de l'homme ayant souci de sa dignité (fig. 1) ou de l'ouvrier bon enfant, dont la démarche quelque peu incertaine amusait les passants lorsqu'il avait apprécié jusqu'à l'abus le bouquet d'un petit vin clairet, on voit trop fréquemment aujourd'hui des malheureux, abrutis par les mauvais alcools et l'absinthe, vautrés sur les tables des cabarets (fig. 1 *bis*), affaissés le long des trottoirs, agités parfois de tremblements convulsifs, en proie à des cauchemars, la figure horriblement contractée, ou plongés dans un sommeil lourd et pénible.

Le phylloxera et la guerre de 1870 avec ses terribles conséquences : voilà les principaux fauteurs de l'*alcoolisme* et de l'*absinthisme* en France.

Les pouvoirs publics ont apprécié, trop tard, hélas ! l'étendue des ravages causés par ces maux. De toutes parts, on prend aujourd'hui des mesures propres à les enrayer :

Les Chambres françaises se préoccupent (trop lentement à notre gré) d'élever les droits sur les alcools.

Les ministres de l'Instruction publique prient les éducateurs de tout ordre (professeurs, instituteurs, conférenciers) de répandre la bonne parole parmi les populations, en les instruisant des dangers auxquels les expose la consommation des alcools.

Des sociétés de tempérance unissent leurs efforts à ceux de l'État dans cette croisade, dont l'effet est de nous relever à nos propres yeux.

Rendons accessible au Français le vin de France naturel à bon marché ; détournons-le du petit verre d'eau-de-vie, préservons-le de l'absinthe ou de toute autre liqueur aux effets déplorables : nous lui aurons rendu la santé, la vaillance, les nobles qualités du cœur et de l'esprit.

TABLE DES MATIÈRES

BOISSONS ALCOOLIQUES

On appelle ainsi des boissons d'agrément préparées par l'homme avec des liquides sucrés extraits de divers végétaux : jus du raisin, de la pomme et de la poire; solution sucrée obtenue par la transformation de l'ami-

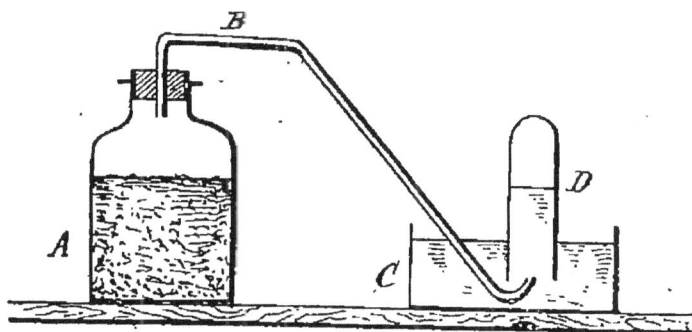

Fig. 2. — Fermentation alcoolique.

don des céréales ou de la fécule de pomme de terre; suc de la canne à sucre ou de la betterave, etc.

Tous ces liquides sucrés, soumis à la *fermentation*, deviennent *alcooliques;* l'un des principaux alcools qu'on y rencontre, dit *alcool éthylique* [C^2H^6O], est dû au dédoublement du *glucose* [$C^6H^{12}O^6$] en alcool éthylique et en gaz carbonique CO^2.

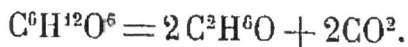

$$C^6H^{12}O^6 = 2\,C^2H^6O + 2CO^2.$$

Il se forme en même temps d'autres principes et particulièrement des alcools propylique, butylique, amylique, etc.

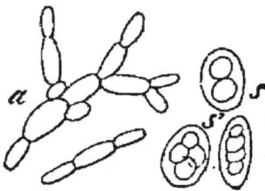

Fig. 3. — Ferment ordinaire du vin.

a, File de cellules qui bourgeonnent (chaque cellule est un champignon); s. s', Cellules qui contiennent des spores.

EXPÉRIENCE. — Dans un flacon, *A* (fig. 2), renfermant une dissolution de glucose à 10 %, on introduit un peu de levure de bière (fig. 3); le flacon est ensuite fermé par un bouchon que traverse un tube de verre, *B*, se rendant sous une éprouvette, *D*, sur la cuve à eau; il se dégage bientôt du gaz carbonique, le liquide perd sa saveur sucrée et renferme de l'alcool.

La transformation du glucose en CO_2 et en alcool est due à l'activité vitale de la levure, car les substances capables de tuer la levure (chloroforme, acide cyanhydrique, etc.) arrêtent cette transformation.

CLASSIFICATION DES BOISSONS ALCOOLIQUES

Les boissons alcooliques comprennent :
(a) les *boissons fermentées* (vin, cidre, poiré, bière);
(b) les *boissons distillées* (eaux-de-vie);
(c) les *boissons alcooliques additionnées d'essences* (absinthe, liqueurs diverses.)

(a) *Boissons alcooliques fermentées.*

Le vin. — [Consommation en 1893 en France : 31 millions d'hectolitres; consommation annuelle par habitant : 79 litres.]

Le vin résulte de la fermentation alcoolique du jus de raisin *frais*. La composition en est complexe et différente suivant l'âge et l'origine.

Un vin rouge renferme environ par litre : 870 à 900 grammes d'eau; 80 grammes d'alcool éthylique avec traces d'autres alcools, d'éthers et d'essences ; 6 grammes de glycérine ; 16 grammes de substances albuminoïdes, sucrées, grasses ; 7 à 8 grammes de gommes, tanins, acides organiques, crème de tartre et sels divers (phosphates et chlorures principalement)[1].

Bien qu'étant la moins dangereuse des boissons alcooliques, *le vin n'a qu'une très faible valeur alimentaire.* Le pouvoir nutritif du vin est dû aux matières albuminoïdes, sucres et gommes, crème de tartre et phosphates qu'il renferme dans la proportion de 2 pour 100 à peine.

Les alcools sont inutilisables comme aliment, car ils traversent presque en totalité l'organisme sans y subir la combustion et par suite sans produire de dégagement de chaleur.

Si le vin *naturel, pris à dose modérée* (1 verre par repas), peut être considéré comme un *aliment d'épargne* en évitant la consommation trop rapide de l'oxygène contenu dans notre sang, il n'en est pas de même lorsqu'on en boit trop à la fois ou trop souvent. Dans ce cas, les alcools du vin ont des effets déplorables que nous étudierons plus loin.

Altérations des vins. — *Les vins naturels, consommés modérément, ne présentent pas de danger pour la santé publique.* Ce mode de consommation n'est malheureusement pas le plus ordinaire ; la manipulation des vins est devenue générale.

---

1. Composition moyenne des principaux vins (Ch. Girard) :

	Alcool en volume pour 100.	Extrait sec à 100° par litre
Narbonne....	9,6	22,4
Sauterne.	10,4	16,0
Mâcon.......	10,5	18,7
Saint-Estèphe............	11,1	22,4
Pomard..........	11,9	21,6
Roussillon.....................	12,9	22,3
Espagne.................	14,8	25,6

1.*

Les négociants *coupent* les vins tout d'abord, c'est-à-dire mélangent entre eux des vins de diverses origines pour présenter au consommateur, disent-ils, un liquide ayant toujours à peu près le même bouquet ; ce qu'ils ne disent pas, c'est qu'ils écoulent ainsi certains vins de qualité inférieure, ne supportant pas assez l'eau ; ils en élèvent le degré alcoolique par l'addition de gros vins étrangers (Italie, Espagne).

Le coupage à l'aide des gros vins étrangers trouve aussi son explication (nous ne disons pas sa justification) dans la pratique actuelle des octrois qui ne réclament pas plus de droits pour un vin contenant 15 pour 100 d'alcool que pour un vin en contenant 6 pour 100.

Ainsi se trouve exclue bien injustement de la consommation ouvrière, à Paris, la plus grande partie des petits vins naturels du centre et du midi de la France.

La manipulation des vins se réduirait-elle au *coupage* que la santé publique n'en serait pas compromise ; mais les intérêts des marchands de vin entrant en ligne de compte, nous aboutissons vite à la falsification, pratique dangereuse à tous titres.

Falsification des vins. — Un vin contenant 15 pour 100 d'alcool paye les mêmes droits d'octroi qu'un vin qui en renferme 10 pour 100. On ajoute alors au vin, avant son entrée à Paris, une quantité d'alcool l'amenant à 15 pour 100 : telle est l'opération du *vinage*. Le débitant fera, avec une pièce de vin ainsi falsifié, une pièce et demie de vin à 10 degrés, en y ajoutant de l'eau ; seconde falsification appelée *mouillage*.

Le vinage et le mouillage sont-ils dangereux?

Vinage. — L'alcool ajouté ordinairement au vin n'est pas celui qu'on en extrait par distillation ; *c'est un alcool très impur* provenant de la fermentation des betteraves, des grains, des pommes de terre, produit que l'Allemagne écoule en abondance. Les alcools industriels, rectifiés avec soin, donnent un alcool pur au milieu de la distillation; mais *au début* et *à la fin* de la même opération passent *les alcools* dits *de tête* et *de queue, qui renferment de véritables poisons* (alcools propylique, butylique, amylique; aldéhydes, furfurol).

La France reçoit d'Italie et d'Espagne des vins empoisonnés par ces alcools impurs.

Mouillage. — Cette opération n'est pas inoffensive, car on ajoute au vin de l'eau ordinaire, riche en microbes, pouvant occasionner des maladies que nous étudierons dans la suite.

Un vin mouillé a perdu une partie de sa couleur; le marchand s'empresse de la lui rendre par une troisième fraude, la *coloration artificielle*, en ajoutant à la singulière mixture, vendue sous le nom de vin, des matières colorantes telles que la cochenille, la fuchsine, le campêche, etc.

Pour communiquer au vin le *bouquet* qu'il a perdu par le mouillage (bouquet dû à des traces d'éthers naturels), on additionne ce vin d'*éthers artificiels* (huile de vin allemande). Un chien pesant 8 kilogrammes, auquel on injecte 3 centimètres cubes d'huile de vin, meurt en peu d'instants.

On doit sévir avec une rigueur absolue contre de semblables procédés.

Procédés usités pour la conservation des vins.
— Parmi ces procédés, les uns sont tolérés, les autres défendus.

Le *plâtrage* régularise la fermentation des jus sucrés dans les cuves, rehausse la couleur et augmente l'acidité du vin dont il assure en partie la conservation. Ordinairement, les vins renferment de $0^{gr},2$ à $0^{gr},6$ de sulfates *par litre;* par l'addition de plâtre, la totalité n'en doit pas dépasser 2 grammes (loi du 11 juillet 1891).

Au delà, le plâtre donne, avec le tartrate de potassium du vin, du tartrate de calcium insoluble qui reste dans le marc et du sulfate de potassium qui irrite la muqueuse de l'intestin.

Il est préférable de *phosphater* les vins, car le phosphate de chaux jeté dans les cuves, tout en jouant le même rôle que le plâtre, est un aliment précieux. [On ajoute au moût 350 grammes de phosphate bicalcique par hectolitre.]

Depuis les ravages causés par le phylloxera en France, on tolère la fabrication du *vin de sucre* : après avoir exprimé le jus du raisin pour faire le vin de 1re cuvée, on ajoute au marc une certaine quantité de sucre de canne avec de l'eau ; une 2e fermentation se produit, et le liquide extrait par pressurage est un vin clair, dépourvu des matières nutritives du vin naturel.

Si, au lieu de sucre de canne, on ajoute au marc du glucose commercial toujours impur, le vin renfermera, outre l'alcool éthylique, une dose plus grande des alcools supérieurs (propylique, butylique, etc.) fort dangereux.

On fabrique aussi du *vin de raisins secs* en additionnant d'eau les raisins desséchés et en livrant le tout à la fermentation. Ce vin, pas plus que celui de sucre, n'est dangereux si l'on ajoute de l'eau de bonne qualité aux raisins secs ou au marc pressuré.

Il faut se garder d'employer l'*acide salicylique* pour prévenir l'altération des vins.

Le cidre et le poiré. — [Consommation en 1893, en France : 7 millions d'hectolitres ; consommation moyenne par habitant : 18 litres]. — Ces liquides sont préparés en Normandie, en Bretagne, etc., par la fermentation du jus sucré des pommes et des poires. Ils diffèrent du vin par une moindre proportion d'alcool et plus de sels minéraux (extrait sec).

Composition moyenne pour 1000 : 910 d'eau, 70 d'alcool, 15.4 de sucre, 4.6 de glycérine, gommes, phosphates, acides malique, acétique et carbonique, etc.

Le cidre et le poiré *naturels* seraient salutaires à la santé à cause de leur effet légèrement purgatif et diurétique, si l'on en buvait modérément (1 bouteille par repas). Leur action est nulle sur la sécrétion des glandes digestives.

Falsification. — On ajoute souvent au cidre de mauvais alcools, des matières colorantes (cochenille, couleurs dérivées du goudron de houille), de l'acide salicylique, etc.

Toutes ces opérations sont condamnables.

La bière. — [Consommation en 1893, en France : 9 millions d'hectolitres ; consommation moyenne par habitant : 23 litres].

Comme toutes les céréales, l'orge renferme de l'amidon ; par une germination de dix jours environ, les grains d'orge transforment leur amidon en glucose ; on les dessèche, on les broie et le *malt* qui en résulte est soumis à une infusion dans l'eau à 70°. Le liquide sucré soutiré (*moût*) est mis à bouillir avec du houblon qui lui communique un principe amer, capable d'en assurer la conservation. Après un refroidissement rapide, le moût houblonné fermente et donne la *bière*.

La bière est consommée dans toutes les contrées dont le climat s'oppose à la culture de la vigne (nord de la France. Belgique, Angleterre, Allemagne, etc.)

Les bières françaises renferment de 30 à 57 pour 1.000 d'alcool et de 34 à 76^{gr},5 d'extrait sec par litre ; la richesse en alcool des bières anglaises s'élève jusqu'à 90 pour 1 000.

Par sa forte proportion d'extrait sec (albuminoïdes, sucres, phosphates), la bière est la plus nutritive des boissons, *excitante* par son alcool, *rafraîchissante* par son gaz carbonique, *tonique* par les principes amers que lui a communiqués le houblon. Elle est diurétique ; mais il convient de n'en pas boire plus d'une bouteille par repas, et de s'en abstenir à tout autre moment.

Falsification. — De toutes les falsifications qu'on fait subir à la bière, la plus fréquente consiste dans la substitution au houblon, qui coûte fort cher, des

substances amères suivantes : absinthe, aloès, colo-
quinte, baies de genièvre, gentiane, acide picrique,
strychnine, etc. Ces fraudes doivent être absolument
interdites; les deux dernières substances sont, en
particulier, des poisons violents.

REMARQUE. — *Les boissons fermentées, qui sont acides, attaquent les vases
métalliques, les poteries;* quand elles séjournent une nuit dans les tuyaux on
étain plombifère des pompes élévatoires, ou dans des cruches en zinc, elles
sont dangereuses à boire. On ne saurait trop prendre de précautions à ce
sujet.

(b) Boissons alcooliques distillées.

*Tout liquide pur bout à une température déterminée
sous la pression atmosphérique.* L'eau bout à 100°,
l'alcool éthylique à 78°, l'alcool propylique à 97°,
l'alcool butylique à 108°, l'alcool amylique à 131°, le
furfurol à 161°.

Un mélange d'alcool éthylique (esprit-de-vin) et
d'eau étant chauffé, l'alcool se vaporisera beaucoup
plus vite que l'eau ; si l'on condense les vapeurs
dégagées, le liquide obtenu par cette *distillation* renfermera tout l'alcool du mélange primitif avec une petite
quantité d'eau seulement.

C'est sur ce principe qu'est basée la distillation des
boissons fermentées. L'opération se fait dans un
alambic (fig. 4) : le liquide, soumis à l'ébullition dans
la chaudière, *a*, émet des vapeurs qui se condensent
dans le serpentin, *d*, entouré d'eau froide.

Au début, on recueille les *produits de tête*; c'est-
à-dire un liquide riche en substances dont le point
d'ébullition est inférieur à celui de l'alcool éthylique
(aldéhydes, éthers); puis on distille l'alcool éthylique
avec l'eau ; enfin passent les *produits de queue* riches
en alcools propylique, butylique, amylique, etc., qui
sont moins volatils que l'alcool éthylique.

Eaux-de-vie. — On appelle *eau-de-vie*, en France, toute boisson distillée. Autrefois ces liquides provenaient tous de la distillation des boissons fermentées extraites des fruits [cognac (raisins), eau-de-vie de cidre (pommes et poires), kirsch (cerises)]; le rhum était extrait de la canne à sucre; l'eau-de-vie de marc provenait du marc de raisin.

Aujourd'hui la plus grande partie des eaux-de-vie sont des *alcools d'industrie* extraits des betteraves, des

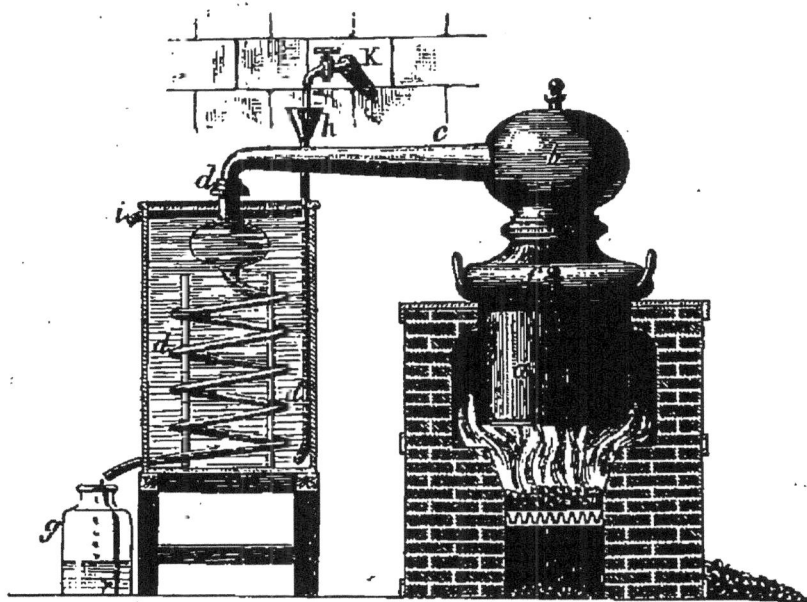

Fig. 4. — Alambic pour la distillation des boissons fermentées.

pommes de terre, des grains (de maïs, de riz, de seigle, d'orge, etc.), affreux produits dont l'Allemagne inonde le monde entier. Les alcools supérieurs dangereux y entrent pour une notable proportion.

Caractères des principales boissons distillées. — L'*eau-de-vie de vin* bien fabriquée est composée à peu près exclusivement d'eau et d'alcool éthylique pur; les vignes ayant été en partie détruites par le phylloxera, on a fort peu fabriqué d'eau-de-vie de vin durant les trente dernières années ; l'horrible industrie allemande a profité de ce malheureux état de choses pour supplanter la fabrication française du vrai cognac, de la réelle fine champagne.

Les *eaux-de-vie de marc*, de *cidre* (calvados), de *prunes* (couetche), etc., renferment, outre l'alcool éthylique, des proportions variables d'alcools supérieurs (2 à 3 pour 100 parfois).

Le *kirsch* doit en partie sa saveur à l'acide cyanhydrique (acide prussique), poison des plus violents.

Si nous devons nous montrer défiants à l'égard des eaux-de-vie qui précèdent, de quelle réprobation ne devons-nous pas frapper les **alcools d'industrie** riches en alcools butylique (eau-de-vie de betteraves), amylique (eau-de-vie de pommes de terre), en *aldéhydes* acétique et pyromucique (*furfurol*), en *éthers*, en *acides organiques* (acétique, propionique, butyrique, etc.), en *bases organiques* (encore mal connues) !

Tous ces principes figurent dans les cognacs, les rhums, les kirschs artificiels, mixtures éminemment toxiques dont la saveur désagréable est voilée par des *bouquets* artificiels non moins dangereux.

(c) Boissons alcooliques additionnées d'essences.

On appelle *essences* ou *huiles essentielles* les principes aromatiques que fournissent un grand nombre de plantes ; leur odeur forte n'est agréable que lorsqu'elle est très diluée dans l'eau, l'alcool, etc., où les essences sont solubles ; leur saveur est âcre, irritante ; quelques-unes sont toxiques même à très faible dose.

Celles qui nous intéressent ici sont les essences d'*absinthe*, d'*anis*, de *fenouil*, de *menthe*, de *mélisse*, de *reine-des-prés*, de *gaultheria procumbens*, etc.

Au point de vue chimique, les essences sont à peu près toutes connues aujourd'hui :

L'essence d'amandes amères est l'aldéhyde benzylique ;

 — de cannelle est l'aldéhyde cinnamique ;

 — de reine-des-prés est l'aldéhyde salicylique ;

 — d'anis est l'aldéhyde anisique ;

Le menthol, le thymol sont les principes des essences de menthe et de thym ; l'essence de gaultheria est un éther méthylsalicylique, etc.

Aussi les usines de produits chimiques sont-elles aujourd'hui mises à contribution plus que les végétaux eux-mêmes dans la préparation des **liqueurs alcooliques**, préparation devenue une véritable et néfaste industrie : nous en jugerons bientôt.

Dans la catégorie des liqueurs à essence, on doit citer : l'*absinthe*, le *vermouth*, le *bitter*, les *amers*, la *chartreuse*, les *eaux de menthe, de mélisse*, etc., la *liqueur de noyau*, drogues dont l'extrême variété embellit la devanture des cafés, le comptoir des buvettes, bars et autres débits de boissons.

Que sont donc ces *apéritifs*, ces *liqueurs fines*, ces breuvages aux merveilleuses couleurs? des *alcools industriels impurs, aromatisés par des essences convulsivantes ou stupéfiantes, par des bouquets aux effets terrifiants sur l'organisme :* attaques d'épilepsie, accès de fureur, folie alcoolique, crimes, mort foudroyante ou suicide.

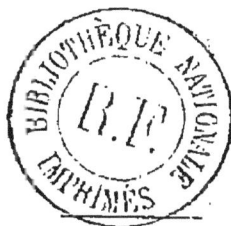

BIBLIOTHÈQUE NATIONALE R.F. IMPRIMÉS

EFFETS PHYSIOLOGIQUES ET PATHOLOGIQUES

des boissons alcooliques :

IVRESSE ET ALCOOLISME

Leurs conséquences au point de vue individuel et familial.

Comme préliminaires à cette étude, qui intéresse l'homme au plus haut point, rendons-nous compte, par la méthode expérimentale appliquée à de petits animaux (cobayes ou cochons d'Inde, rats, souris, lapins, etc.), de l'action exercée sur l'organisme par les alcools et autres principes dont nous avons constaté la présence dans les diverses boissons alcooliques. Cette méthode a été appliquée avec un réel succès par le docteur Laborde.

1° *Action de l'alcool éthylique*. — On injecte dans la peau d'un cobaye pesant environ 500 grammes, à l'aide d'une seringue de Pravaz, *un centimètre cube* d'alcool éthylique à 50° ; les vaisseaux sanguins de la région inoculée l'absorbent rapidement ; le liquide injecté, une fois introduit dans le sang, agit comme s'il avait été bu par l'animal. Très agité d'abord, celui-ci s'engourdit, puis marche d'une manière incertaine comme le fait une personne *ivre*. Au bout de quelques heures, l'animal aura repris son attitude normale.

2° *Action d'un alcool supérieur* [*alcool butylique* extrait de l'eau-de-vie de betterave ; *alcool amylique* abondant dans l'eau-de-vie de pommes de terre]. — Si l'on répète l'expérience précédente en injectant au cobaye, au lieu d'alcool éthylique, *la même dose* d'alcool butylique ou amylique *pur*, l'animal éprouve des troubles plus profonds ; non seulement il chancelle au bout de quelques minutes, mais il tombe inerte, *ivre-mort*.

L'expérience est-elle réalisée avec le même alcool supérieur *impur*, c'est-à-dire mal rectifié et contenant des traces d'aldéhydes, d'éthers ou quelques-unes des essences citées précédemment, le cobaye éprouve des *convulsions* et meurt tôt ou tard.

3° **Action d'une essence.** — Ayant injecté *un demi-centimètre cube* d'essence d'absinthe à un cobaye, le docteur Laborde a constaté les effets *stupéfiants* de cette liqueur sur l'animal au bout de quelques minutes, puis l'horrible contracture des membres se manifestant à diverses reprises (véritables *attaques d'épilepsie*), une agonie terrifiante et la *mort* par asphyxie au bout d'une heure à peine [1].

Toxicité relative des produits contenus dans les boissons alcooliques. —

Depuis 1882, de nombreuses expériences ont été tentées sur divers animaux [particulièrement le chien] pour apprécier la nature et l'étendue des altérations organiques dues aux principes nuisibles des boissons alcooliques, pour mesurer la valeur relative de ces principes comme poisons (toxicité).

Les *essences* forment la catégorie des *poisons les plus violents;* ce sont des mélanges d'aldéhydes ou d'éthers organiques, dont le furfurol et l'aldéhyde salicylique sont les plus dangereux.

Puis viennent en 2° catégorie, par ordre décroissant de toxicité, les *alcools* amylique, butylique, propylique, méthylique, œnanthylique et *éthylique*.

Un chien pesant 20 kilogrammes est tué par l'injection de :

---

1. REMARQUE. — Les mêmes expériences accompagnées des mêmes effets (beaucoup plus lents il est vrai) peuvent être réalisées en plaçant l'animal sous une cloche, avec une éponge imprégnée d'alcool ou d'essence.

10 grammes environ d'essence d'absinthe,
35   —   —   d'alcool amylique,
160   —   —   d'alcool éthylique.

REMARQUE. — Les affections organiques, les phéno-
mènes d'hébétement, de convulsion, etc., manifestés par
les animaux ainsi traités, sont identiques à ceux que
présente l'homme adonné plus ou moins aux boissons
alcooliques. Cette remarque justifie l'importance des
expériences qui précèdent, pour comprendre la question de l'alcoolisme.

(a) BOISSONS FERMENTÉES

**Leur action physiologique sur nos organes. Effets
pathologiques dus à leur consommation abusive.** —
Rappelons que l'alcool absorbé pénètre rapidement de
l'intestin dans le sang, qu'il est distribué à tout notre
organisme où il ne subit pas la combustion propre aux
aliments hydrocarbonés, qu'il est éliminé lentement
par les reins, les poumons et la peau.

Pendant son séjour dans notre corps, il se localise
plus particulièrement dans les centres nerveux et dans
le foie.

L'usage modéré *des boissons fermentées* [vin, cidre,
bière], pendant les repas, stimule le système nerveux,
augmente par cela même l'activité de tous les organes,
active la sécrétion des sucs digestifs et favorise la
digestion.

La consommation exagérée *des boissons fermentées*,
survenant une fois par-ci par-là, *accidentellement*,
produit l'*ivresse* (*alcoolisme aigu*) caractérisée par une
suractivité, une exubérance, une gaîté momentanées ;
le buveur ne se rend bientôt plus compte de ses actes,
il parle difficilement, titube quand il veut marcher
(fig. 5), tombe souvent et s'endort enfin d'un sommeil
lourd. Au réveil, il demeure hébété pendant quelque
temps, puis il reprend ses occupations comme par le

passé. Sa constitution générale n'est pas sérieusement
atteinte.

Tout autre est l'état de l'alcoolique *par abus habituel
des boissons fermentées* (alcoolisme chronique, beaucoup
plus grave que l'ivresse accidentelle). Par son action
prolongée sur nos organes, l'alcool en trouble la
nutrition générale ; la rai-
son en est la suivante :

Notre sang doit sa
couleur à des globules
rouges chargés de venir
puiser dans les poumons
l'oxygène de l'air néces-
saire à la vie de toutes
les cellules qui nous
composent [1] ; les glo-
bules chargés d'oxygène
le portent ainsi à desti-
nation dans tout notre
être.

Si, pour une raison
quelconque, les globules
rouges cessent totale-
ment de remplir leur
office, nous mourons
asphyxiés ; or chez le
buveur de profession,
l'alcool passe rapide-
ment de l'intestin dans

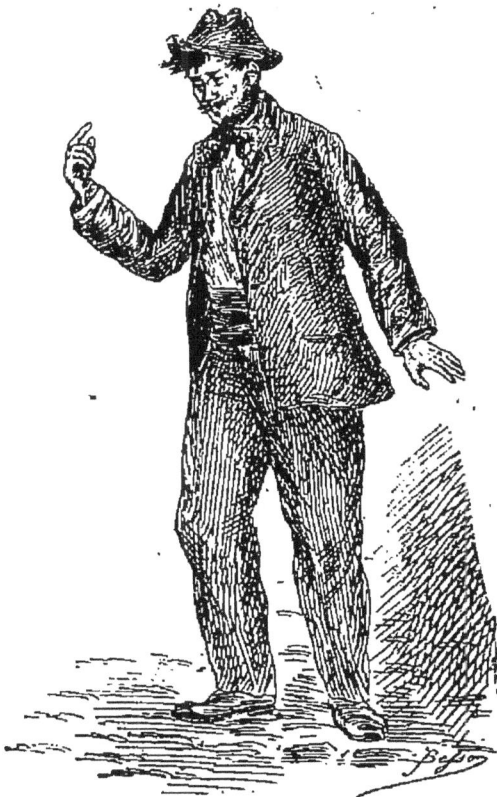

Fig. 5. — Homme en état d'ébriété.

le sang, détruit un certain nombre de globules blancs
et rouges, s'oppose aux combustions internes qui
s'opèrent dans nos tissus et qui conservent au corps
sa chaleur : ainsi *l'alcool refroidit le corps au lieu de le
réchauffer.*

---

1. Voir E. AUBERT : *Histoire naturelle des Êtres vivants*, t. 1,
page 80 (E. André fils).

L'action des centres nerveux *en partie annihilée* se fait sentir d'abord sur la circulation qui devient mal réglée ; la paroi musculaire des artères se contracte mollement, les vaisseaux sanguins se rendant à la peau sont dilatés à l'excès (face enluminée de l'ivrogne qui boit trop de vin ou de cidre) ; le sang qui circule sous la peau se refroidit par rayonnement ; les organes mal nourris s'altèrent d'autant plus qu'ils sont plus délicats.

L'examen approfondi de ces altérations trouvera mieux sa place dans l'étude qui suit.

Conclusion. — *La consommation des boissons fermentées naturelles n'est inoffensive qu'à la condition d'être extrêmement modérée.*

(b) BOISSONS DISTILLÉES

Effets pathologiques de leur usage habituel. — L'alcool éthylique ou esprit-de-vin, bien que le moins dangereux de tous les alcools, a un effet déplorable sur celui qui en boit. Qu'on ne se figure pas qu'il en faille prendre très fréquemment et à fortes doses pour devenir un alcoolique ; *quelques petits verres d'eau-de-vie naturelle*, pris régulièrement chaque jour, suffisent à empoisonner lentement et à conduire insensiblement la personne la mieux constituée sur la pente de l'alcoolisme (fig. 6).

L'action néfaste de l'alcool s'exerce sur les organes par son effet immédiat sur le système nerveux (cerveau, moelle épinière, grand sympathique).

Une exploitation prospère, livrée à un régisseur ignorant ou maladroit, perd rapidement de sa valeur ; son propriétaire court à une faillite inévitable pour peu qu'il tarde à se défaire de son mauvais employé.

Or nous avons tous une propriété (*notre corps*) soumise à un régisseur (*notre système nerveux*) que nous pouvons conserver excellent ou rendre mauvais à peu près à notre choix.

Désirons-nous une sage administration de nos organes? Laissons à nos centres nerveux toute leur puissance, à notre cerveau toute sa lucidité, par l'abstention de tout liquide alcoolique.

Demeurons-nous indifférent à notre sort futur? L'usage immodéré des alcools aura vite fait de nous conduire à l'abrutissement avec toutes ses conséquences. Comment cela?

Nous avons vu plus haut de quelle manière agit l'alcool sur les globules du sang et comment il ralentit ou suspend l'entretien de nos organes. Or toute cellule mal nourrie subit des modifications profondes qui se traduisent en général par une *dégénérescence graisseuse* avant la mort. L'altération d'un organe, composé d'un ensemble de cellules, subit la même loi.

Fig. 6. — Alcoolique incapable de se soutenir et prenant néanmoins un nouveau petit verre.

Les cellules extrémement délicates dont sont formés

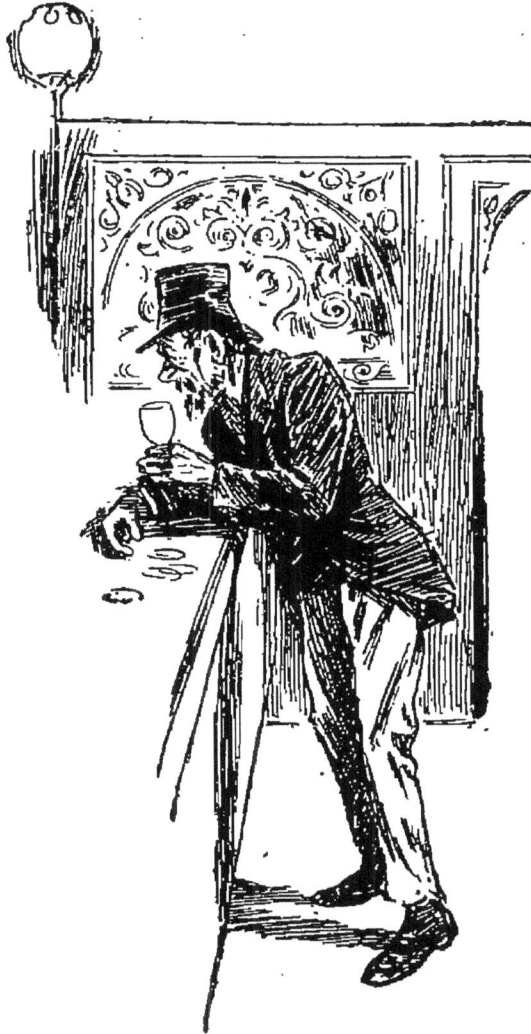

nos centres nerveux, modifiées ou détruites, dirigent de plus en plus mal les multiples fonctions de nos organes ; les résultats en sont déplorables.

La paroi musculaire du **cœur** s'infiltre de graisse et n'assure plus que faiblement la circulation du sang. Les **artères** ont perdu leur élasticité ; plus fragiles en certains points, les petites artères présentent des anévrismes, a (fig. 7), dont la rupture occasionne des hémorragies cérébrales ou pulmonaires suivies de mort [mort subite assez fréquente chez les alcooliques].

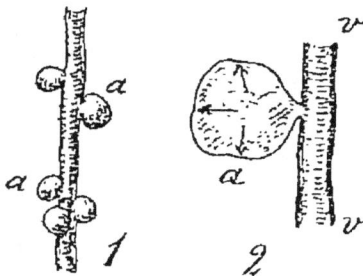

Fig. 7. — Anévrisme des petites artères. — A droite, une poche, a, sur la paroi amincie de laquelle le sang exerce une pression dans tous les sens.

La formation de *caillots sanguins* dans l'appareil vasculaire peut déterminer un arrêt local ou généralisé de la circulation ; ce dernier cas est encore suivi de mort subite.

La muqueuse qui revêt intérieurement le **tube digestif** s'enflamme, se congestionne, particulièrement dans l'estomac où l'absorption alcoolique est la plus grande ; les glandes digestives ne sécrètent plus de sucs actifs. Irritation de la gorge avec soif ardente et presque continue, aigreurs et vomissements glaireux le matin, tels sont les indices certains de l'alcoolisme chronique.

Le **foie** (fig. 8) est gravement atteint, lui dont les fonctions principales comme organe producteur de la bile et du glycogène sont si importantes : la sécrétion de la bile y devient imparfaite et le buveur est atteint de la jaunisse (ictère). Plus graves sont encore la *dégénérescence graisseuse* et la *cirrhose du foie :* dans le premier cas, le tissu du foie s'infiltre de graisse ; dans la cirrhose se produit un durcissement de l'organe par la formation de tissu conjonctif qui

presse les cellules hépatiques et les détruit ; le foie
prend alors un aspect mamelonné.

Les **reins**, chargés de purifier le sang dont ils
extraient l'urine (dissolution dans l'eau d'urée, d'acide

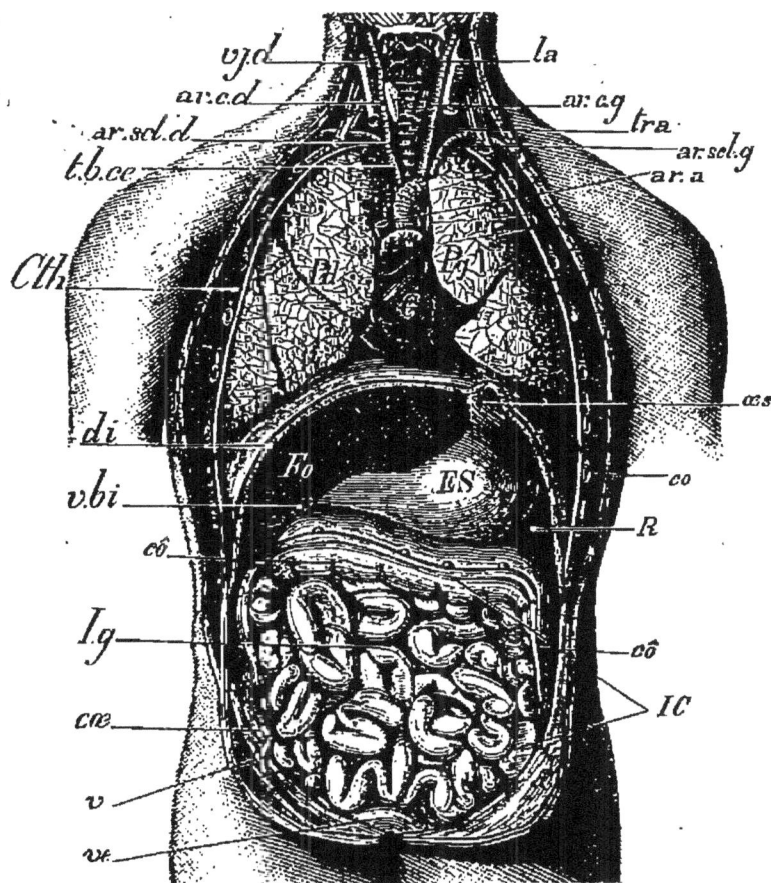

Fig. 8. — Principaux organes du corps de l'Homme.

Pd et *Pg*, Poumons droit et gauche ; *C*, Cœur ; *di*, Diaphragme ; *ES*, Estomac ;
Fo, Foie ; *v.bi*, Vésicule biliaire ; *IC*, Intestin ; *ve*, Vessie.

(Figure empruntée à l'*Histoire naturelle des Êtres vivants*, par E. Aubert.)

urique et de divers produits toxiques), sont traversés
par l'alcool qui en détermine l'inflammation, puis la
sclérose. L'albuminurie est la conséquence des lésions
profondes des reins.

Des troubles variés sont à signaler dans le domaine des *organes de sensibilité* et *de mouvement*.

La **substance nerveuse** de l'encéphale se pénètre d'un tissu dur, scléreux, qui déprime les cellules cérébrales ; il en résulte l'affaiblissement de l'intelligence et de la mémoire, l'impossibilité d'associer des idées, enfin des hallucinations.

La perversion du *goût* conduit le buveur à une consommation d'alcools sans cesse croissante ; des troubles de l'*ouïe* l'affolent [sons vagues, bruits intenses, puis cris et menaces imaginaires] ; l'affaiblissement de la *vue*, avec une série d'illusions nouvelles qui aggravent son état ; les tremblements convulsifs dus à l'altération du cervelet : tous ces symptômes nous montrent l'alcoolique engagé sur une pente fatale aboutissant à la folie, aux accès de fièvre chaude (*delirium tremens*), à la mort.

Tels sont les tristes résultats de l'alcoolisme déterminé par l'usage habituel et **surtout immodéré** *des boissons distillées.*

(c) LIQUEURS

Effets pathologiques dus à leur usage. — Les liqueurs telles que l'absinthe, le vulnéraire ou liqueur d'arquebuse, la chartreuse, l'alcool de menthe, l'eau de mélisse, les élixirs, les apéritifs (vermouth, amers, bitter, etc.), exercent des effets lamentables sur celui qui s'y adonne, soit habituellement [empoisonnement chronique], soit accidentellement et d'une manière exagérée [empoisonnement aigu].

Ces modes d'empoisonnement sont aujourd'hui plus spécialement désignés sous le nom d'*absinthisme*, car l'absinthe est consommée plus que toutes les autres liqueurs, malgré ses effets redoutables.

Tôt ou tard le buveur habituel d'absinthe ou des autres liqueurs a l'intelligence alourdie ; son sommeil est hanté de cauchemars, un tremblement continu agite ses membres; les hallucinations augmentent, jettent l'effroi dans son esprit (fig. 9); tantôt il tombe dans un état navrant de *stupeur;* tantôt, en proie à des visions étranges, il est atteint de *folie furieuse* et commet, avec la plus complète inconscience, des meurtres sur son entourage, sur sa femme, ses enfants, sur les personnes qui lui sont le plus chères ; tantôt il tombe sans connaissance, les dents serrées, le visage violacé, la bouche écumante, le corps torturé d'horribles convulsions, affecté de brusques secousses : l'*attaque d'épilepsie*, qui vient ainsi de se révéler pour la première fois, se reproduira fréquemment désormais.

On a vu de pareilles attaques épileptiques se produire au bout de quelques heures et parfois de quel-

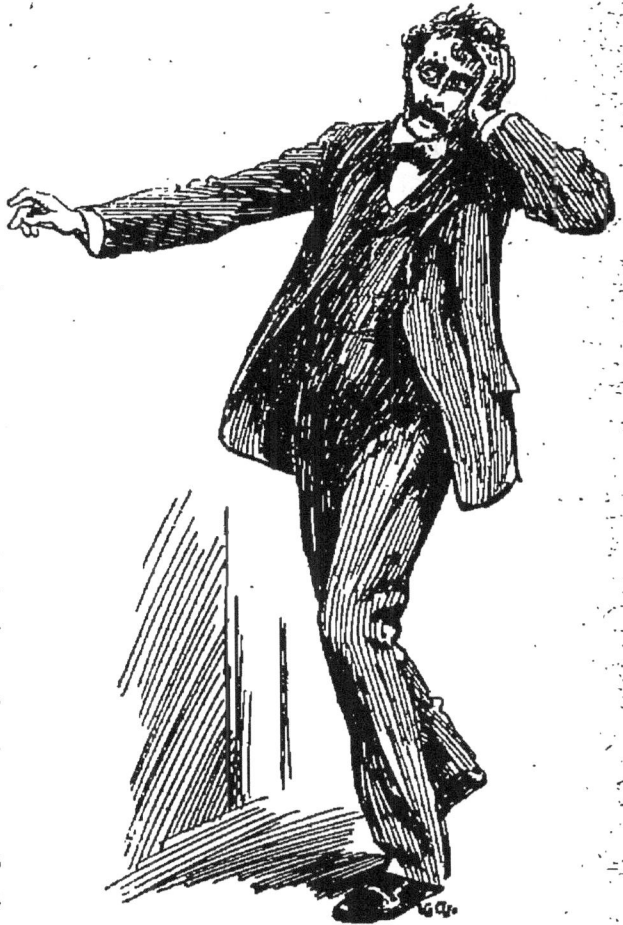

Fig. 9. — Alcoolique en proie à des hallucinations.

ques instants chez des personnes qui, par fanfaronnade, s'étaient engagées à boire une grande quantité de liqueur en un court espace de temps. Les imprudents peuvent même être frappés de mort avant d'avoir tenu leur pari jusqu'au bout.

Déchéance organique, déchéance morale, criminalité, folie furieuse, mort : telles sont les tristes phases de la destinée que se réserve le *consommateur* intempérant *de toute boisson alcoolique naturelle et principalement des* eaux-de-vie *et* liqueurs diverses.

Hérédité alcoolique. — Si l'alcoolique seul était frappé par de pareils désastres moraux, on pourrait, tout en le déplorant, en conclure qu'il a la juste récompense de ses mauvaises habitudes. Malheureusement il n'en est pas ainsi : l'alcoolique assume une responsabilité plus lourde ; sa culpabilité est impardonnable parce qu'il transmet à ses enfants, par hérédité, une constitution délicate, une malformation des organes, le rachitisme, l'idiotie, la tuberculose et, de plus, ses fatals penchants au vice qui l'a perdu lui-même.

Admettons pour un instant que, sous l'œil vigilant de leur malheureuse et digne mère, ils aient compris et évité la honte de l'alcoolisme par le triste exemple que leur a donné leur père, les pauvres enfants sont-ils sauvés pour cela ? Nullement. Un beau jour, au milieu de leur travail ou de leurs joyeux ébats, l'un d'eux pâlit, perd connaissance, s'affaisse l'écume à la bouche, les membres secoués par d'affreuses convulsions ; frères et sœurs appellent à l'aide. La maman accourt ; la pauvre martyre, hélas ! a reconnu chez son enfant, bien innocent lui, l'attaque d'épilepsie qui a si souvent frappé son mari, l'alcoolique. Elle espérait épargner à ses chérubins les tortures morales qui lui sont échues en partage ; et voilà que cette consolation même lui est refusée. Son avenir comme son passé doit être une série d'angoisses : elle vivra dans des transes continuelles pour ses chers petits. Et celui qui a causé tous ces malheurs, c'est le père, l'alcoolique réduit à l'état de brute.

Qui pourrait ne pas s'émouvoir de pareilles infortunes ?

DÉVELOPPEMENT DE L'ALCOOLISME EN FRANCE ET A L'ÉTRANGER
SES CONSÉQUENCES AU POINT DE VUE SOCIAL

L'alcoolique est-il une exception dans nos villes et nos campagnes? les méfaits de l'alcoolisme sont-ils autant de faits divers que relatent avec empressement les journaux à faible tirage, ainsi que l'affirment nombre d'indifférents ou de personnes mal renseignées? Quelle grave erreur et combien est lamentable la situation morale de notre belle France, surtout comparée à celle des nations étrangères! Les nombres qui suivent vont nous éclairer à ce sujet.

La consommation de l'alcool n'a cessé de progresser chez nous depuis 1835. Le tableau suivant et la

Années.	Litres.
1835	2,2
1840	3,1
1845	3,6
1850	3
1855	3,3
1860	4,5
1865	4,7
1870	5
1875	5,5
1880	6,8
1885	7,8
1890	8,5
1893	9

courbe à gros trait de la figure 10 expriment, en litres, la quantité moyenne d'alcool à 50°.consommée par habitant, en France, de 1835 à nos jours.

La consommation annuelle d'alcool a donc plus que quadruplé chez nous depuis 60 ans.

Ayons la curiosité de chercher quel rang occupe la France parmi les principales nations, au point de vue

Alcoolisme.

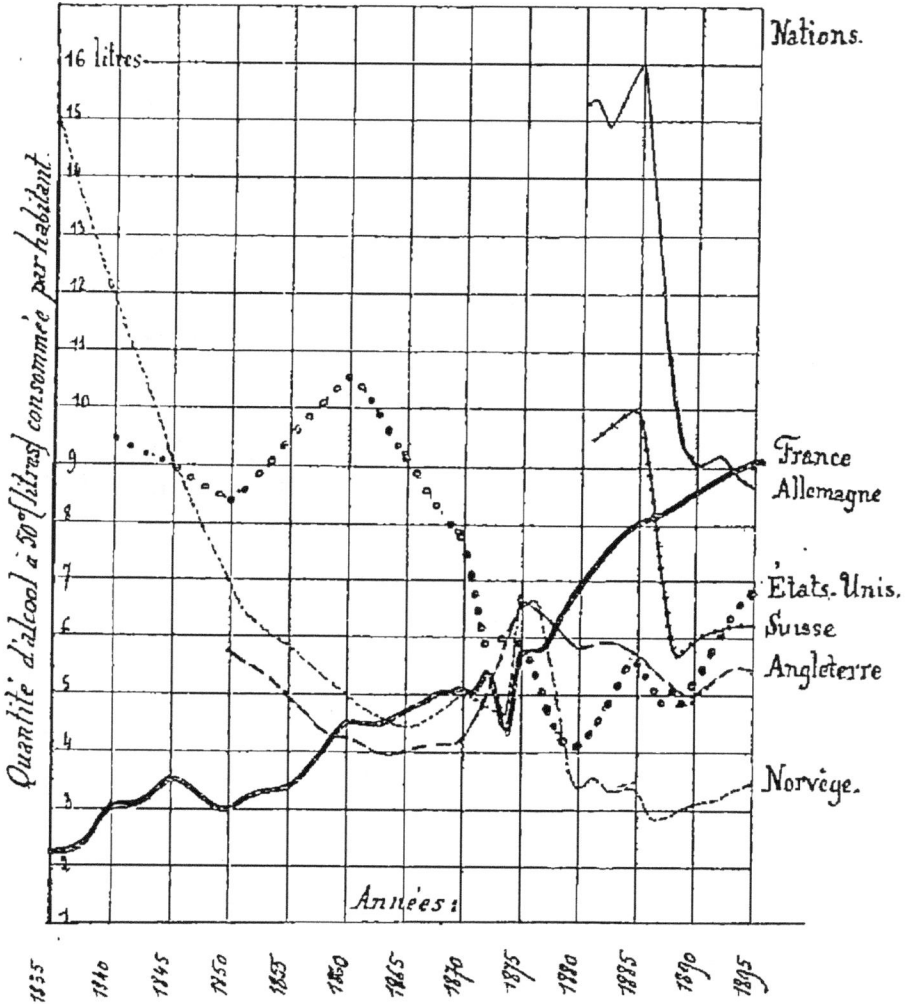

Fig. 10. — Courbes traduisant les variations de l'alcoolisme
en France et à l'étranger depuis 1835.

de cette consommation. Il suffit, à cet effet, de jeter les
yeux sur le tableau suivant qui donne :

Dans la colonne *a*, la quantité d'alcool à 100°
consommée par habitant à la fois dans les boissons
fermentées, les boissons distillées et les liqueurs ;

Dans la colonne *b*, la quantité d'alcool à 100° consommée dans les boissons distillées seulement.

| NATIONS | ALCOOL CONSOMMÉ PAR HABITANT | |
	compris dans toutes les boissons. (*a*)	compris dans les boissons distillées. (*b*)
	litres.	litres.
France......................	13,81	4,04
Suisse.......................	11	3
Belgique....................	10,59	4,71
Italie.......................	10,22	0,74
Danemark..................	10,21	7
Allemagne..................	9,33	4,40
Angleterre..................	9,23	2,22
Pays-Bas...................	6,37	4,50
États-Unis.................	6,07	2,85
Suède.......................	4,39	3,25
Norvège....................	3,31	1,84
Canada.....................	2,03	1,32

La France est donc la première des nations par la quantité d'alcool qu'elle consomme.

Devons-nous ajouter qu'*elle boit*, **à elle seule**, *plus d'absinthe que le reste du monde entier*, que l'*absinthisme est une passion presque exclusivement française?*

Années.	Consommation d'absinthe en France.
1885......................	85.000 hectolitres.
1892......................	171.000 —
1896......................	256.000 —

En l'espace de **11** *ans, l'absorption annuelle d'absinthe a plus que triplé.*

Il convient de se rappeler que les évaluations relatives à la quantité d'alcool consommé sont des moyennes; elles s'obtiennent en divisant le nombre total de litres d'alcool par le nombre d'habitants de chaque nation.

Exemple applicable à la France :

$$\frac{\text{Consommation : } 531.685.000 \text{ litres}}{\text{Nombre d'habitants : } 38.500.000} = 13 \text{ lit. } 81.$$

Or les jeunes enfants, nombre de femmes, de vieillards, beaucoup d'hommes à la campagne ne boivent que de l'eau.

La proportion des buveurs n'atteint guère que le huitième de la population totale ; un buveur absorbe en moyenne par an :

$$4 \text{ lit.} \times 8 = 32 \text{ lit. d'alcool à } 100°,$$

c'est-à-dire plus de 86 litres d'eau-de-vie.

Que penser du sort d'une nation dont les membres les plus actifs, les plus virils, sont adonnés à un pareil penchant? L'énervement, la démoralisation, l'abrutissement sont les tristes effets d'abus trop fréquents à constater dans les centres industriels surtout.

Les hommes de bon sens et de cœur, ceux qu'anime le plus ardent patriotisme, ne voient pas sans terreur l'effondrement possible de notre vaillante race française si, **promptement et par tous les moyens**, l'on n'enraye le mal qui l'envahit.

DANGERS DE L'ALCOOLISME AU POINT DE VUE SOCIAL

Les progrès de l'alcoolisme ont des conséquences néfastes longtemps méconnues par les indifférents ; ceux-ci doivent pourtant se résoudre à ouvrir les yeux en présence de faits incontestables tels que les suivants, tirés de statistiques empruntées aux établissements pénitentiaires et autres.

1° **Criminalité**. — *Parmi les condamnés qui ont passé en 1886 par la prison de Sainte-Pélagie, à Paris,* condamnés dont le greffier, M. Marambat, a enregistré avec soin l'existence antérieure à l'incarcération, *le nombre des alcooliques figurait pour :*

71 p. 100 des condamnés pour vol, escroquerie, faux en écritures, etc. ;

88 — des condamnés pour coups, violences, blessures volontaires, etc. ;

79 — des mendiants et vagabonds ;

57 — des incendiaires.

Les alcooliques forment environ 80 p. 100 des récidivistes, 70 p. 100 des aliénés épileptiques.

La criminalité dans les départements français est le plus souvent en accord avec la quantité moyenne d'alcool consommée par habitant : ainsi, la Seine exceptée, c'est en Normandie que le nombre des actes condamnables est le plus grand ; or c'est dans cette province qu'on boit le plus d'alcool [9 à 14 litres par habitant, 15 litres à Rouen et au Havre, 18 litres à Cherbourg].

Dans une récente communication à l'Académie de Belgique, M. Masoin a relevé l'état d'esprit et les conditions habituelles d'existence d'un certain nombre de condamnés, afin d'établir, en matière de criminalité, la part qui revient à l'alcoolisme. Ayant porté ses recherches :

sur 2836 individus condamnés à 5 ans de prison au moins,

sur 235 — condamnés à perpétuité,

sur 218 — condamnés à mort,

M. Masoin a calculé :

1° la proportion pour 100 des crimes qui ont été commis en état d'ivresse ;

2° la proportion pour 100 des condamnés alcooliques.

Résultats de M. Masoin :

	CONDAMNÉS à 5 ans au minimum.	CONDAMNÉS à perpétuité.	CONDAMNÉS à mort.
Crimes commis par les inculpés en état d'ivresse (proportion pour 100) :	11,4	40,1	43,1
Proportion pour 100 des inculpés alcooliques :	44,7	54,6	60,2

L'alcool, les liqueurs rentrent donc dans la catégorie des facteurs principaux de la criminalité. Combien de crimes ne sont-ils pas commis pendant un accès de folie alcoolique?

2º **Folie alcoolique.** — M. Serré, ayant étudié 1 500 cas de folie alcoolique [dont 1 200 chez les hommes et 300 chez les femmes], a évalué à 40 pour 100 en moyenne le nombre des actes dangereux commis pendant ces accès [les attentats contre les personnes ont été les plus nombreux].

Le nombre des cas de folie suit une progression croissante, d'ailleurs en rapport avec *la progression effrayante des cas de folie alcoolique.*

Le tableau qui suit résume les nombres d'aliénés reçus à Paris à l'infirmerie du Dépôt :

En 1872..... 3.084 aliénés dont 1.695 hommes 1.389 femmes.
— 1880..... 3.057 — 2.015 — 1.492 —
— 1888..... 4.449 — 2.549 — 1.900 —

soit une augmentation d'un tiers en 16 ans.

D'après le docteur Garnier, « le tiers de la population parisienne qui devient folle le devient parce qu'elle a bu. » Le docteur Legrain dit aussi avec raison que « l'alcoolisme fait une brèche sensible au capital intellectuel d'une nation ».

3º **Paralysie générale. Suicides** (fig. 11). — Les désastres causés par l'alcoolisme ne s'arrêtent pas là; le nombre des **suicides** à Paris, de 137 (en 1840), a dépassé 1000 (en 1894); les cas de **paralysie générale**, qui se manifestent surtout chez les buveurs d'alcool, au nombre de 175 (en 1872) ont atteint 375 (en 1888).

4º **Mortalité par corps de métiers.** — La mortalité frappe davantage les corps de métiers touchant au commerce des boissons alcooliques. Ainsi, en 1887, elle atteignait en Angleterre :

9,8 pour 1000 chez les cultivateurs,

13,8 pour 1000 chez les mineurs,

14,9 pour 1000 chez les maçons,

18,6 pour 1000 chez les plombiers et les peintres,

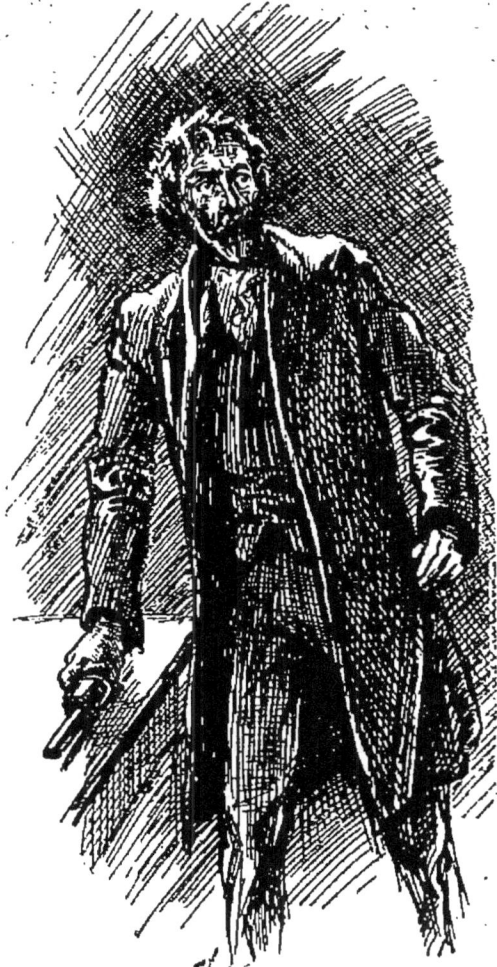

Fig. 11. — Alcoolique sur le point de se suicider.

21,1 pour 1 000 chez les *brasseurs*,

23,6 — — *aubergistes*,

34,1 — — *garçons de café*.

5º **Hérédité alcoolique.** — Par une statistique

récente portant sur 215 familles de buveurs observées pendant trois générations, le docteur Legrain a prouvé *l'influence néfaste de l'hérédité alcoolique.*

50 pour 100 ont été des alcooliques,
14   —   —   fous ou criminels,
22   —   —   atteints de convulsions,
17   —   —   épileptiques,
19   —   —   aliénés.

La même conséquence s'impose par la comparaison faite, en Amérique, de l'état des enfants appartenant à 12 familles dont les parents étaient intempérants (*a*), et à 12 autres familles dont les parents étaient des personnes sobres (*b*) :

ENFANTS	(*a*)	(*b*)
Nombre d'enfants.	57	61
Morts la première semaine.	25	6
Idiots.	5	0
Mal conformés.	5	0
Épileptiques.	5	0
Atteints de la danse de Saint-Guy.	1	0
Ivrognes héréditaires.	2	0

Ajoutons à cela que la plupart des survivants, parmi les enfants d'alcooliques, demeurent généralement faibles ou sont, plus que les autres, exposés aux maladies contagieuses, fléaux de l'humanité d'une nature autre.

Nous ne saurions nous étonner maintenant du nombre croissant des criminels à peine sortis de l'enfance, intelligences déprimées par l'abus des alcools, souvent affectées d'une tare originelle, mal armées pour combattre leurs détestables penchants, quelquefois irresponsables de leurs actes au point de vue héréditaire, et cependant responsables devant la société.

Criminalité consciente ou *inconsciente, aliénation mentale, suicide, mort prématurée :* tels sont les principaux facteurs de la dépopulation de la France, de sa déchéance morale et matérielle.

Répercussion de l'alcoolisme sur la richesse publique.

— Le sombre tableau que nous venons d'ébaucher montre les modes de déchéance d'un peuple adonné à l'alcoolisme; la conséquence immédiate en est la *diminution de la richesse publique.*

Tout salaire est la rétribution d'un travail; toute fortune légitimement acquise représente, de la part de celui qui la possède, le prix des efforts qu'il a dépensés au service de la société. L'aisance est l'apanage du laborieux qui sait se contenter de peu et mettre en réserve quelques économies en vue de la vieillesse ou des jours d'épreuves; la ruine frappe à la porte du débauché, de celui pour lequel la vie est un tissu de jouissances, une série ininterrompue de plaisirs.

L'ivrogne par circonstance ou par habitude invétérée, l'alcoolique, sont des débauchés, des imprévoyants; ils se préparent une vieillesse douloureuse (s'ils y parviennent). Leur conduite est indigne, car, outre le mépris dont ils sont l'objet à juste titre, la désunion règne à jamais dans leur ménage.

Bilan des pertes annuelles que subit la France par l'alcoolisme. — L'ivrogne est incapable de travailler, tout au moins convenablement, pendant ses accès d'ivresse : d'où *perte de journées de travail et diminution du salaire de la semaine;* il est atteint par la maladie beaucoup plus souvent que les autres : *nouvelle diminution de salaire, aggravée par l'achat de médicaments et les visites du médecin.* La plus grande partie du gain de la semaine est dépensée au cabaret; la famille de l'ivrogne n'en profite pas : d'où la **misère**; *femme et* *enfants sont voués le plus souvent à la* **mendicité**, *au* **vagabondage**, *les plus sûres voies d'accès au* **vol** *et au* **déshonneur**.

Après avoir réduit sa famille aux derniers expédients, l'alcoolique malade échoue à *l'hôpital;* s'il est atteint de folie, c'est dans un *asile d'aliénés* qu'il terminera sa triste existence. Sa pauvre femme, minée par le chagrin, usée par un travail sans relâche, ne tarde pas à succomber. Ses malheureux enfants tombent à la charge de l'*Assistance publique*.

M. le docteur Rochard a établi pour la France, dès 1886, le prix de revient de la consommation *abusive* des alcools, sans tenir compte de la consommation des boissons fermentées (vin, cidre et bière). Son évaluation atteignit, en 1886, une somme supérieure à 1 milliard 100 millions de francs.

Le même calcul a porté l'évaluation, en 1895, à 1 milliard 752 millions de francs, ainsi répartis d'après la statistique publiée par M. Ch. Dupuy dans la *Revue politique et parlementaire* (numéro du 10 novembre 1896) :

En 1895, 1549045 hectolitres d'alcool ont coûté aux buveurs (prix d'achat, impôt, octroi)......................................	320 658 850 fr.
DÉPENSES { pour les alcooliques aliénés.............	8 114 000 fr.
pour la répression des crimes des alcooliques......................................	9 000 000 fr.
de l'Assistance publique................	70 000 000 fr.
Salaires perdus par maladies, chômages divers......................................	1 340 000 000 fr.
Pertes résultant des suicides et des morts accidentelles......................................	5 000 000 fr.
TOTAL.........	1 752 772 850 fr. [1].

---

[1]. M. Pelmann, professeur à l'Université de Bonn, cite le cas d'une femme alcoolique, vivant en Allemagne au siècle dernier, qui a eu 834 enfants, petits-enfants et arrière-petits-enfants ; cette famille n'a été composée que de vagabonds, mendiants, criminels, etc. ; elle a coûté à l'État *plus de 6 millions de francs* pour frais d'entretien, de procédure, de garde, etc.

L'alcoolisme nous coûte donc annuellement près de 2 milliards; cette énorme somme ne pourrait-elle être plus utilement employée pour la réfection de notre outillage industriel, la création de nouveaux centres de production en France et dans nos colonies, l'extension de nos ports, le développement de notre marine de commerce, l'amélioration de nos procédés d'exploitation agricole, la multiplication des voies de communication (canaux et chemins de fer), l'institution et la dotation de caisses de retraites pour les vieillards et les infirmes, la construction d'établissements où les enfants malingres pourraient recouvrer ou conquérir la santé.

Quel beau spectacle que celui d'une nation où la profonde misère des humbles ferait place à une aisance à peu près générale, où l'activité cérébrale et manuelle, bannissant le vice et la corruption, rehausserait les cœurs, ennoblirait les caractères!

Au lieu de cela, notre dette publique augmente chaque année, notre pays court avec la plus complète indifférence à un avenir de misère et de ruines. Notre devoir n'est-il pas d'enrayer, même au prix des plus grands efforts, la marche envahissante de l'alcoolisme, l'un des pires fléaux de notre époque? Comment y parvenir? C'est là l'objet du chapitre qui suit.

MOYENS DE COMBATTRE L'ALCOOLISME

Et d'abord, une nation peut-elle lutter avec succès contre l'alcoolisme? Nous en avons pour exemple la Norvège.

RÉSULTATS DE LA LUTTE CONTRE L'ALCOOLISME EN NORVÈGE

ANNÉES	POPULATION	CONSOMMATION moyenne d'alcool par habitant.	CONDAMNATIONS pour 100.000 habit.	ASSISTÉS pour 1.000 habitants
1843..	1.305.000 hab.	10 litres à 50°	248	40
1879..	1.903.000 —	3 lit. 9 —	180	33

Ainsi, grâce à l'action énergique du Gouvernement et de diverses Sociétés instituées pour combattre l'alcoolisme en Norvège, la quantité moyenne d'alcool consommée par habitant est descendue de 10 litres (en 1843) à moins de 4 litres (en 1879). Par contre, la population de la Norvège s'est accrue du tiers de 1843 à 1879, le nombre des condamnations et les frais d'assistance publique ont diminué du quart environ.

De 1872 à 1879, *en l'espace de 6 ans, la fortune publique a augmenté d'un tiers.*

La lutte d'une nation contre l'alcoolisme est donc possible. Elle nécessite deux sortes d'interventions : celle de l'État au point de vue législatif; celle des particuliers au point de vue moral et persuasif.

I. **Intervention de l'État.** — L'action la plus directe et la plus efficace de l'État nous paraît devoir se manifester ainsi :

Frapper de droits très élevés les boissons alcooliques distillées et d'un impôt plus élevé encore les alcools additionnés d'essences (liqueurs diverses); cette première mesure doit avoir pour corollaire la *suppression du privilège des bouilleurs de cru;*

Augmenter la patente des débitants;

Exiger des pouvoirs publics *l'application rigoureuse de la loi du 23 janvier* 1873 *sur l'ivresse publique.*

Impôt sur les alcools. — En France, l'impôt sur l'alcool a été de 156 francs par hectolitre en 1897.

Or, en Norvège, l'alcool pur payait, en 1896, 316 francs par hectolitre.

En Russie, où la consommation moyenne s'est abaissée de 6 litres à 2,5 litres en 30 ans,

l'alcool de vin paie. .   50 fr. d'impôt par hectol.;

l'alcool pur d'industrie

paie. . . . . 215 fr.   —

les liqueurs paient. . . 435 fr.   —

L'alcool pur paie, par hectolitre : 477 francs en Angleterre, 240 francs au Canada, 245 francs aux États-Unis, etc.

Là où les impôts ont été portés à un taux élevé, *les boissons fermentées ont remplacé peu à peu les boissons distillées dans la consommation.*

Augmentation de la patente des débitants. — Il existe en France en moyenne, 1 débit de boissons pour 70 habitants.

1 débit par 66 habitants (Seine-Inférieure).

1   —   45   —   (Nord).

Paris seul renferme près de 70 000 comptoirs « où, suivant l'expression de Léon Say, une moitié de la ville emploie son énergie et son activité à empoisonner l'autre moitié ».

Il importe d'en réduire au plus tôt le nombre en *élevant la patente* de telle sorte que les trois quarts des débitants soient contraints de fermer boutique et de porter à l'agriculture les bras dont elle manque[1].

« Mais, objectera-t-on, la vente des alcools procure à l'État des ressources considérables qui lui permettent d'équilibrer à peu près son budget ; or, la diminution des consommateurs et des débitants entraînera, de ce fait, un déficit important ? »

La question est assurément complexe ; mais nous avons vu plus haut (page 38) quelle source d'économies créerait la diminution de l'alcoolisme ; s'il y a perte d'une part, il y a compensation de l'autre. D'ailleurs, est-il permis d'hésiter à prendre des mesures radicales quand le salut du pays est en jeu ? Tergiverse-t-on pour opérer le soldat ou l'ouvrier grièvement blessé, quand la vie de l'infortuné ne peut être sauvée qu'à ce prix ?

Application rigoureuse des peines encourues par les débitants (loi du 23 janvier 1873). — *La loi du 23 janvier 1873, tendant à réprimer l'ivresse publique et à combattre les progrès de l'alcoolisme*[2], doit être appliquée sans restriction par les agents de la force publique (gardes champêtres, gardiens de la paix, commissaires de police, juges de paix, magistrats des tribunaux correctionnels, etc.), quelles qu'en puissent être les conséquences pour les intéressés de tous ordres. « *Dura lex, sed lex.* »

Le jour où des droits prohibitifs sur les alcools seront établis et respectés, les infractions à cette loi deviendront assez rares, et les inconvénients qui résultent de son application disparaîtront par cela même que la loi sera devenue inutile.

---

1. En Norvège, la licence de marchand d'eau-de-vie, dans un village, n'est accordée qu'à tout homme dont la moralité a été reconnue par le Conseil municipal. Des *Sociétés de bienfaisance* sont substituées peu à peu aux débitants, surtout dans les villes ; ces Sociétés n'accordent aucun crédit au consommateur qui ne peut ni s'asseoir, ni séjourner dans le cabaret ; enfin, aucun débit ne peut être ouvert dans un village s'il n'a été admis par un vote préalable auquel prennent part les hommes *et les femmes*.

2. Voir le texte de cette loi (page 46).

Nous ne voyons que des avantages à l'*affichage de cette loi dans les écoles publiques.* Les instituteurs pourront en choisir fréquemment le texte comme sujet des leçons de choses à faire à leurs élèves, surtout aux enfants les plus jeunes dont l'imagination sera plus vivement frappée.

En résumé, nous pensons que l'État devrait :

1° *Supprimer l'impôt sur le vin, le cidre, la bière* (cette question préoccupe actuellement les Chambres françaises);

2° *Imposer à 150 fr. l'hectolitre d'alcool de vin, à 350 fr. l'hectolitre d'alcool pur d'industrie, à 600 francs l'hectolitre d'alcool additionné d'essences (absinthe, liqueur d'arquebuse, chartreuse, bitter, vermouth, amers, kirsch, etc.);*

3° *Taxer plus fortement encore les essences seules;*

4° *Supprimer le privilège des bouilleurs de cru;*

5° *Quadrupler la patente des débitants;*

6° *Appliquer rigoureusement les pénalités encourues par les personnes reconnues ivres dans les endroits publics.*

II. Action des particuliers et des Sociétés. — L'initiative privée secondera puissamment l'État dans la lutte contre l'alcoolisme.

Ses moyens d'action sont la *parole* et l'*exemple.*

Pourquoi dans chaque bourgade, les hommes instruits ne mettraient-ils pas leurs connaissances et leur légitime autorité morale au service de la croisade engagée contre l'alcoolisme? Quelques conversations amicales sans pédanterie avec l'ivrogne saisi au moment où il jouit de sa raison; des causeries familières; quelques conférences aussi peu savantes que possible, avec anecdotes, dessins et projections s'il se peut, dans les longues soirées d'hiver à la salle d'école; des expériences sur les souris et les lapins; des livres

sur l'alcoolisme répandus à profusion dans les biblio-
thèques populaires ; les enfants des écoles plus parti-
lièrement conviés à entendre ces causeries et à voir ces
expériences : n'y a-t-il pas là de multiples moyens
d'enrayer le mal qui nous envahit et qui devient chaque
jour plus menaçant?

L'instituteur dans la commune ne peut être la seule
personne de qui l'on doive solliciter un tel dévouement ; le prêtre, le pasteur protestant, le rabbin de par
leur mission ; le médecin, le vétérinaire de par leurs
fonctions ; le professeur et l'officier en activité ou en
retraite, le maire, le notaire, les divers notables du
pays de par leur influénce, etc., tous ont le devoir de
lutter, de prêcher de parole et d'exemple.

Les **Sociétés de tempérance** sont appelées à rendre
d'inappréciables services pour peu que l'État seconde
officiellement leurs efforts.

Les premières associations ont été fondées en Amérique au début de ce siècle, puis en Angleterre ; elles y
ont pris une grande extension ; d'autres ont été créées
plus récemment en Allemagne, en Suède et Norvège,
en Hollande, en Suisse, en France et en Belgique.

Les *Sociétés françaises de tempérance* sont, par ordre
de fondation :

la *Ligue nationale contre l'alcoolisme* (1872 ; siège
social : boulevard Beaumarchais, 34) ;

la *Société contre l'usage des boissons spiritueuses*
(1895 ; siège social : rue de Pontoise, 5) ;

l'*Association de la jeunesse française tempérante*
(1896 ; siège social : boulevard Poissonnière, 115).

Leurs adhérents s'engagent à s'abstenir de toute
boisson distillée et à ne faire qu'un usage modéré des
boissons fermentées (vin, cidre, bière).

Nombre des Sociétés fondées à l'étranger exigent de leurs adhérents *l'abstention totale des boissons alcooliques*. Ce sont les seules qui aient pris une énorme extension : Société d'abstinence totale de Boston (États-Unis), avec 1 500 000 membres en 1885 ; Société de tempérance de l'Église anglicane, avec 550 000 membres.

Les Sociétés de tempérance comptent 100 000 membres en Norvège, 60 000 en Suède, 30 000 en Danemark, etc.

La France ne saurait se désintéresser d'un pareil mouvement ; puissions-nous comprendre enfin que l'alcoolisme avec toutes ses conséquences est notre ennemi le plus redoutable, qu'il nous faut pour le terrasser une ferme volonté, une persévérance à toute épreuve, un dévouement sans borne à une cause sacrée : celle de la Patrie.

Quelques mots sur les boissons aromatiques. — *Café, thé, kola.* — Ces substances contiennent de la *caféine* et de la *théobromine* auxquelles leurs infusions doivent une action stimulante sur le système nerveux et la circulation.

L'action bienfaisante du café, pris après le repas, se traduit par une digestion régulière, une grande puissance du travail cérébral, une activité normale sans accès de fièvre.

Le thé *consommé sans excès* présente les mêmes avantages. Aussi comprend-on que le café et le thé tiennent aujourd'hui une place importante dans nos articles de consommation : la consommation annuelle de café dépasse 60 millions de kilogrammes ; celle du thé est de 600 000 kilogrammes.

La kola est d'introduction et d'usage trop récents pour que nous en puissions vanter les avantages sans réserve.

Falsifications. — On falsifie le café en grains en y

mélangeant du café avarié, des grains de plâtre coloré. Le café en poudre est parfois additionné de fécule, de farine, de chicorée, etc., faciles à reconnaître au microscope.

Aux feuilles de thé on substitue des feuilles de noyer, d'érable, de fraisier, reconnaissables au simple examen quand on les a laissé tremper cinq minutes dans l'eau bouillante.

LOI

tendant à réprimer l'ivresse publique et à combattre les progrès de l'alcoolisme.

Art. 1er. — Seront punis d'une amende de 1 à 5 francs inclusivement ceux qui seront trouvés en état d'ivresse manifeste dans les rues, chemins, places, cafés, cabarets ou autres lieux publics. — Les articles 474 et 483 du Code pénal seront applicables à la contravention indiquée au paragraphe précédent.

Art. 2. — En cas de nouvelle récidive, conformément à l'article 483, dans les douze mois qui auront suivi la deuxième condamnation, l'inculpé sera traduit devant le tribunal de police correctionnelle et puni d'un emprisonnement de six jours à un mois et d'une amende de 16 francs à 300 francs.

Quiconque, ayant été condamné en police correctionnelle pour ivresse depuis moins d'un an, se sera de nouveau rendu coupable du même délit, sera condamné au maximum des peines indiquées au paragraphe précédent, lesquelles pourront être élevées jusqu'au double.

Art. 3. — Toute personne qui aura été condamnée deux fois en police correctionnelle pour délit d'ivresse manifeste, conformément à l'article précédent, sera déclarée par le second jugement incapable d'exercer les droits suivants : 1° de vote et d'élection; 2° d'éligibilité; 3° d'être appelée ou nommée aux fonctions publiques ou aux emplois de l'administration, ou d'exercer ces fonctions ou emplois; 4° de port d'armes pendant deux ans, à partir du jour où la condamnation sera devenue irrévocable.

ART. 4. — Seront punis d'une amende de 1 à 5 francs inclusivement les cafetiers, cabaretiers et autres débitants qui auront donné à boire à des gens manifestement ivres, ou qui les auront reçus dans leurs établissements, ou auront servi des liqueurs alcooliques à des mineurs âgés de moins de seize ans accomplis. Toutefois, dans le cas où le débitant sera prévenu d'avoir servi des liqueurs alcooliques à un mineur âgé de moins de seize ans accomplis, il pourra prouver qu'il a été induit en erreur sur l'âge du mineur; s'il fait cette preuve, aucune peine ne lui sera applicable de ce chef. — Les articles 474 et 483 du Code pénal seront applicables aux contraventions indiquées aux paragraphes précédents.

ART. 5. — Seront punis d'un emprisonnement de six jours à un mois et d'une amende de 16 francs à 300 francs, les cafetiers, cabaretiers et autres débitants qui, dans les douze mois qui auront suivi la deuxième condamnation prononcée en vertu de l'article précédent, auront commis un des faits prévus audit article. — Quiconque, ayant été condamné en police correctionnelle pour l'un ou l'autre des mêmes faits, depuis moins d'un an, se rendra de nouveau coupable de l'un ou de l'autre de ces faits, sera condamné au maximum des peines indiquées au paragraphe précédent, lesquelles pourront être portées jusqu'au double.

ART. 6. — Toute personne qui aura subi deux condamnations en police correctionnelle pour l'un ou l'autre des délits prévus en l'article précédent pourra être déclarée par le second jugement incapable d'exercer tout ou partie des droits indiqués en l'article 3. Dans le même cas, le tribunal pourra ordonner la fermeture de l'établissement pour un temps qui ne saurait excéder un mois, sous les peines portées par l'article 3 du décret du 29 décembre 1851. Il pourra aussi, sous les mêmes peines, interdire seulement au débitant la faculté de livrer des boissons à consommer sur place.

ART. 7. — Sera puni d'un emprisonnement de six jours à un mois et d'une amende de 16 francs à 300 francs quiconque aura fait boire jusqu'à l'ivresse un mineur âgé de moins de seize ans accomplis. Sera puni des peines portées aux articles 5 et 6 tout cafetier, cabaretier ou autre débitant de boissons qui, ayant subi une condamnation en vertu du paragraphe précédent, se sera de nouveau rendu coupable soit du même fait, soit de l'un ou de l'autre des faits prévus en l'article 4-1°, dans le délai indiqué en l'article 5-2°.

ART. 8. — Le tribunal correctionnel, dans les cas prévus par la présente loi, pourra ordonner que son jugement soit affiché à tel nombre d'exemplaires et en tels lieux qu'il indiquera.

ART. 9. — L'article 643 du Code pénal sera applicable aux peines d'emprisonnement et d'amende portées par la présente loi. L'article 59 du même Code ne sera pas applicable aux délits prévus par la présente loi.

ART. 10. — Les procès-verbaux constatant les infractions prévues dans les articles précédents seront transmis au procureur de la République dans les trois jours au plus tard, y compris celui où aura été reconnu le fait sur lequel ils sont dressés.

ART. 11. — Toute personne trouvée en état d'ivresse dans les rues, chemins, places, cafés, cabarets ou autres lieux publics pourra être, par mesure de police, conduite à ses frais au poste le plus voisin pour y être retenue jusqu'à ce qu'elle ait recouvré sa raison.

ART. 12. — Le texte de la présente loi sera affiché à la porte de toutes les mairies et dans la salle principale de tous cabarets, cafés et autres débits de boissons. Un exemplaire en sera adressé à cet effet à tous les maires et à tous les cabaretiers, cafetiers et autres débitants de boissons. Toute personne qui aura détruit ou lacéré le texte affiché sera condamné à une amende de 1 à 5 francs et aux frais du rétablissement de l'affiche. Sera puni de même tout cabaretier, cafetier ou débitant chez lequel ledit texte ne sera pas trouvé affiché.

ART. 13. — Les gardes champêtres sont chargés de rechercher, concurremment avec les autres officiers de police judiciaire, chacun sur le territoire sur lequel il est assermenté, les infractions à la présente loi. Ils dressent des procès-verbaux pour constater ces infractions.

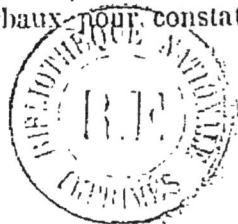

Paris. — Imp. E. CAPIOMONT et Cⁱᵉ, rue de Seine, 57.

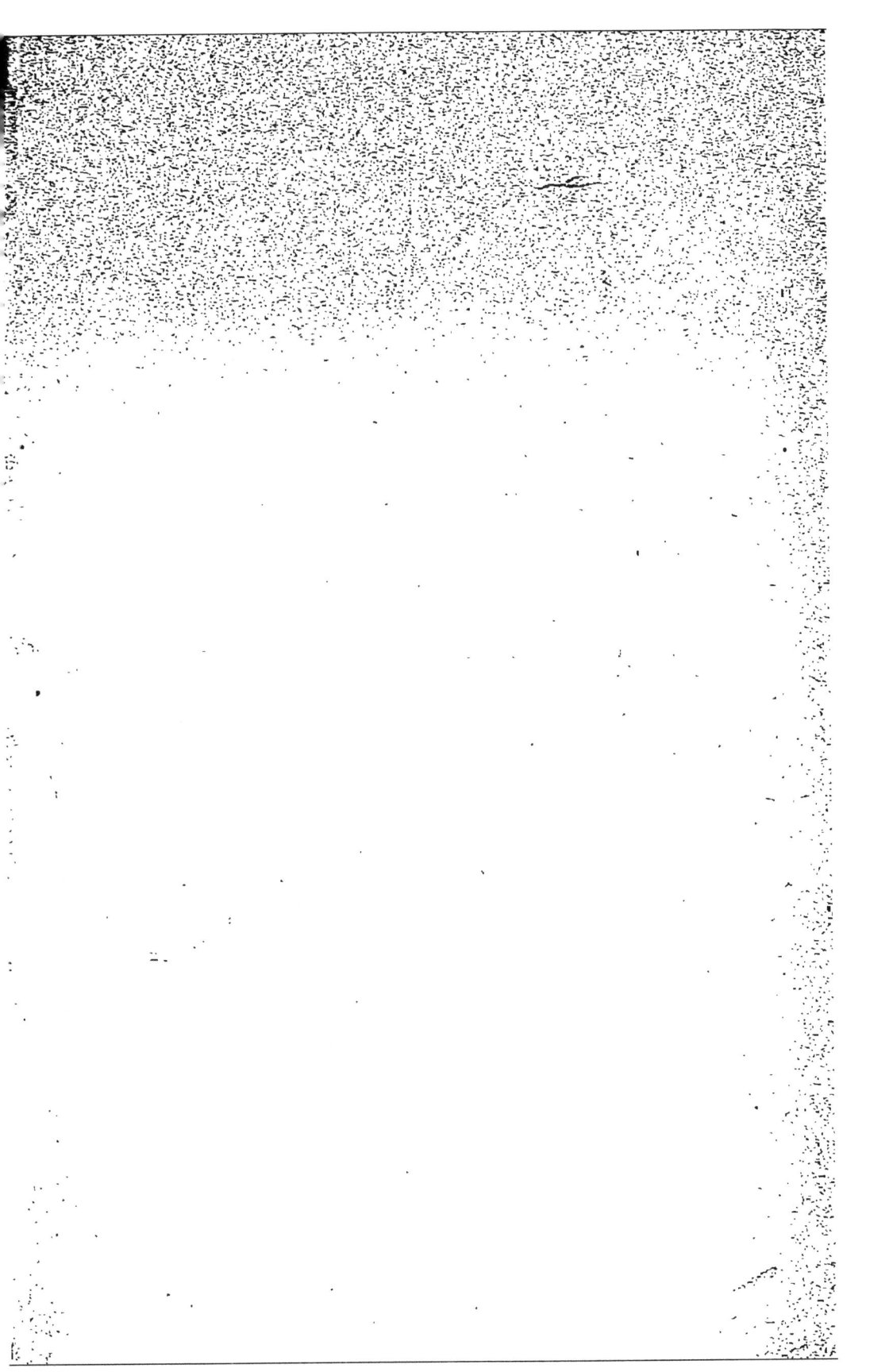

NOTIONS DE SCIENCES ET AGRICULTURE
Méthode René LEBLANC

Premières notions de Sciences et Agriculture au Cours moyen des Ecoles rurales, rédigées conformément à l'Instruction officielle du 4 janvier 1897, par A. LAPRESTÉ, professeur agrégé au lycée Buffon. *Cinquième édition.* 1 vol. in-12, cartonné........ » 75

Notions de Sciences physiques et naturelles appliquées à l'Agriculture, par RENÉ LEBLANC, inspecteur général de l'Enseignement primaire. 50 expériences au **Cours supérieur** de l'Ecole primaire, au *Cours complémentaire* et aux *Cours d'adolescents. Huitième édition.* 1 vol. in-12, cartonné........ 1 5

Les Sciences physiques à l'École primaire et dans les classes préparatoires, 365 expériences faciles à exécuter et très concluantes, par M. RENÉ LEBLANC.

  PREMIÈRE PARTIE (*Physique*). 9ᵉ *édit.* 1 vol. in-12, br. 1 50
  DEUXIÈME PARTIE (*Chimie*). *Huitième édition.* In-12, br.. 1 50

Première et deuxième parties réunies en 1 vol. in-12, cart.. 3 »

Manipulations de Chimie, par le même. *Septième édition.* 1 vol in-12, broché.. 1 50

OUVRAGES DE M. C. HARAUCOURT

Cours élémentaire de Physique, à l'usage des *Lycées*, des *Collèges*, des candidats aux Baccalauréats, et de tous les Etablissements d'instruction, contenant de nombreux exercices numériques résolus et à résoudre. *Huitième édition*, revue et corrigée. 1 vol. in-8°, broché................................... 6 »

Leçons élémentaires de Physique, à l'usage des Écoles primaires supérieures. **Programmes du 21 Janvier 1893.**
  PREMIÈRE ET DEUXIÈME ANNÉES. 6ᵉ *édit.* 1 vol. in-12, cart. 2 50
  TROISIÈME ANNÉE. *Deuxième édition.* 1 vol. in-12, cart... 1 25

Cours de Physique, à l'usage de l'Enseignement secondaire de jeunes filles et des candidats au Brevet supérieur, d'après les programmes officiels. *Sixième édition.* 1 vol. in-8°, broché... 4

Notions de Chimie :
  PREMIÈRE PARTIE (Métalloïdes). 8ᵉ *édit.* 1 vol. in-8°, br.. 2
  DEUXIÈME PARTIE (Métaux). *Sixième édition.* In-8°, br...... 2 50
  TROISIÈME PARTIE (Chimie organique). 7ᵉ *édit.* 1 v. in-8°, br. 1 80

Cours élémentaire de Chimie, à l'usage des Lycées et Collèges des Ecoles normales primaires et des aspirants au Brevet supérieur. *Septième édition.* 1 vol. in-8°, broché................... 4 »

Leçons élémentaires de Chimie, à l'usage des Écoles primaires supérieures. **Programmes du 21 Janvier 1893.**
  PREMIÈRE ET DEUXIÈME ANNÉES. 6ᵉ *édit.* 1 vol. in-12, cart. 2 50
  TROISIÈME ANNÉE. *Deuxième édition.* 1 vol. in-12, cart.... 1 60

Premières leçons de Chimie. 1 vol. in-12, broché...... 1 »

Leçons élémentaires d'Histoire naturelle, à l'usage des Écoles primaires supérieures. **Programmes du 21 Janvier 1893.**
  PREMIÈRE ANNÉE. *Deuxième édition.* 1 vol. in-12, cart.... 1 80
  DEUXIÈME ANNÉE. 1 vol. in-12, cartonné................, 1 60
  TROISIÈME ANNÉE. 1 vol. in-12, cartonné.............. » 80

Notions élémentaires de Sciences physiques et naturelles à l'usage du Cours supérieur des Ecoles primaires, des Cours complémentaires et des candidats au Brevet élémentaire. *Vingt quatrième édition.* 1 vol. in-12, cartonné.................. 2 4

Paris. — Imp E. CAPIOMONT et Cᵉ, rue de Seine, 57. (N° 6)